Dieses Buch gehört:

____

Gericht

Montag

Dienstag

Mittwoch

Donnerstag

Freitag

Samstag

Sonntag

Zutaten

Gericht

Zutaten

Montag

Dienstag

Mittwoch

Donnerstag

Freitag

Samstag

Sonntag

<table>
<tr><th>Gericht</th><th>Zutaten</th></tr>
</table>

Montag

Dienstag

Mittwoch

Donnerstag

Freitag

Samstag

Sonntag

Gericht | Zutaten

Tag	Gericht
Montag	
Dienstag	
Mittwoch	
Donnerstag	
Freitag	
Samstag	
Sonntag	

Gericht   Zutaten

Montag

Dienstag

Mittwoch

Donnerstag

Freitag

Samstag

Sonntag

Gericht

Zutaten

Montag

Dienstag

Mittwoch

Donnerstag

Freitag

Samstag

Sonntag

Gericht

Montag

Dienstag

Mittwoch

Donnerstag

Freitag

Samstag

Sonntag

Zutaten

Gericht

Zutaten

Montag

Dienstag

Mittwoch

Donnerstag

Freitag

Samstag

Sonntag

<table>
<tr><td><h1 style="text-align:center">Gericht</h1></td><td><h1 style="text-align:center">Zutaten</h1></td></tr>
</table>

Montag

Dienstag

Mittwoch

Donnerstag

Freitag

Samstag

Sonntag

Gericht

Zutaten

Montag

Dienstag

Mittwoch

Donnerstag

Freitag

Samstag

Sonntag

Gericht

Montag

Dienstag

Mittwoch

Donnerstag

Freitag

Samstag

Sonntag

Zutaten

Gericht   Zutaten

Montag

Dienstag

Mittwoch

Donnerstag

Freitag

Samstag

Sonntag

Gericht

Montag

Dienstag

Mittwoch

Donnerstag

Freitag

Samstag

Sonntag

Zutaten

Gericht

Montag

Dienstag

Mittwoch

Donnerstag

Freitag

Samstag

Sonntag

Zutaten

Gericht

Montag

Dienstag

Mittwoch

Donnerstag

Freitag

Samstag

Sonntag

Zutaten

Gericht

Montag

Dienstag

Mittwoch

Donnerstag

Freitag

Samstag

Sonntag

Zutaten

Gericht

Zutaten

- Montag
- Dienstag
- Mittwoch
- Donnerstag
- Freitag
- Samstag
- Sonntag

Gericht   Zutaten

Montag

Dienstag

Mittwoch

Donnerstag

Freitag

Samstag

Sonntag

Gericht

Zutaten

Montag

Dienstag

Mittwoch

Donnerstag

Freitag

Samstag

Sonntag

Gericht

Zutaten

Montag

Dienstag

Mittwoch

Donnerstag

Freitag

Samstag

Sonntag

Gericht

Zutaten

Montag

Dienstag

Mittwoch

Donnerstag

Freitag

Samstag

Sonntag

Gericht	Zutaten

Montag

Dienstag

Mittwoch

Donnerstag

Freitag

Samstag

Sonntag

Gericht

Montag

Dienstag

Mittwoch

Donnerstag

Freitag

Samstag

Sonntag

Zutaten

Gericht

Montag

Dienstag

Mittwoch

Donnerstag

Freitag

Samstag

Sonntag

Zutaten

Gericht

Montag

Dienstag

Mittwoch

Donnerstag

Freitag

Samstag

Sonntag

Zutaten

Gericht

Montag

Dienstag

Mittwoch

Donnerstag

Freitag

Samstag

Sonntag

Zutaten

Gericht

Zutaten

Montag

Dienstag

Mittwoch

Donnerstag

Freitag

Samstag

Sonntag

Gericht

Montag

Dienstag

Mittwoch

Donnerstag

Freitag

Samstag

Sonntag

Zutaten

Gericht

Montag

Dienstag

Mittwoch

Donnerstag

Freitag

Samstag

Sonntag

Zutaten

Gericht

| Zutaten |

Montag

Dienstag

Mittwoch

Donnerstag

Freitag

Samstag

Sonntag

Gericht

Zutaten

Montag

Dienstag

Mittwoch

Donnerstag

Freitag

Samstag

Sonntag

Gericht

Montag

Dienstag

Mittwoch

Donnerstag

Freitag

Samstag

Sonntag

Zutaten

Gericht

Zutaten

Montag

Dienstag

Mittwoch

Donnerstag

Freitag

Samstag

Sonntag

Gericht

Zutaten

Montag

Dienstag

Mittwoch

Donnerstag

Freitag

Samstag

Sonntag

Gericht

Zutaten

Montag

Dienstag

Mittwoch

Donnerstag

Freitag

Samstag

Sonntag

Gericht | Zutaten

| Montag |
| Dienstag |
| Mittwoch |
| Donnerstag |
| Freitag |
| Samstag |
| Sonntag |

Gericht

Montag

Dienstag

Mittwoch

Donnerstag

Freitag

Samstag

Sonntag

Zutaten

Gericht

| Zutaten |

Montag

Dienstag

Mittwoch

Donnerstag

Freitag

Samstag

Sonntag

Gericht

Zutaten

Gericht	Zutaten
Montag	
Dienstag	
Mittwoch	
Donnerstag	
Freitag	
Samstag	
Sonntag	

Gericht | Zutaten

Montag

Dienstag

Mittwoch

Donnerstag

Freitag

Samstag

Sonntag

Gericht

Zutaten

Montag

Dienstag

Mittwoch

Donnerstag

Freitag

Samstag

Sonntag

Gericht

Zutaten

Montag

Dienstag

Mittwoch

Donnerstag

Freitag

Samstag

Sonntag

<table>
<tr><td>

Gericht

Montag

Dienstag

Mittwoch

Donnerstag

Freitag

Samstag

Sonntag

</td><td>

Zutaten

</td></tr>
</table>

<table>
<tr><td>Gericht</td><td>Zutaten</td></tr>
</table>

Gericht

| Montag |
| Dienstag |
| Mittwoch |
| Donnerstag |
| Freitag |
| Samstag |
| Sonntag |

Zutaten

Gericht

Zutaten

Montag

Dienstag

Mittwoch

Donnerstag

Freitag

Samstag

Sonntag

Gericht | Zutaten

Gericht	Zutaten
Montag	
Dienstag	
Mittwoch	
Donnerstag	
Freitag	
Samstag	
Sonntag	

Gericht

Zutaten

Montag

Dienstag

Mittwoch

Donnerstag

Freitag

Samstag

Sonntag

Gericht

Montag

Dienstag

Mittwoch

Donnerstag

Freitag

Samstag

Sonntag

Zutaten

Gericht

Zutaten

Montag

Dienstag

Mittwoch

Donnerstag

Freitag

Samstag

Sonntag

Gericht

Zutaten

Montag

Dienstag

Mittwoch

Donnerstag

Freitag

Samstag

Sonntag

Gericht

Zutaten

Montag

Dienstag

Mittwoch

Donnerstag

Freitag

Samstag

Sonntag

Gericht

Zutaten

Montag

Dienstag

Mittwoch

Donnerstag

Freitag

Samstag

Sonntag

Gericht

| Zutaten |

Montag

Dienstag

Mittwoch

Donnerstag

Freitag

Samstag

Sonntag

Gericht | Zutaten

Montag

Dienstag

Mittwoch

Donnerstag

Freitag

Samstag

Sonntag

Gericht

Montag

Dienstag

Mittwoch

Donnerstag

Freitag

Samstag

Sonntag

Zutaten

<table>
<tr><td>Gericht</td><td>Zutaten</td></tr>
<tr><td>Montag</td><td></td></tr>
<tr><td>Dienstag</td><td></td></tr>
<tr><td>Mittwoch</td><td></td></tr>
<tr><td>Donnerstag</td><td></td></tr>
<tr><td>Freitag</td><td></td></tr>
<tr><td>Samstag</td><td></td></tr>
<tr><td>Sonntag</td><td></td></tr>
</table>

Gericht   Zutaten

Montag

Dienstag

Mittwoch

Donnerstag

Freitag

Samstag

Sonntag

Gericht

Zutaten

Montag

Dienstag

Mittwoch

Donnerstag

Freitag

Samstag

Sonntag

Gericht

Zutaten

Montag

Dienstag

Mittwoch

Donnerstag

Freitag

Samstag

Sonntag

Gericht

Montag

Dienstag

Mittwoch

Donnerstag

Freitag

Samstag

Sonntag

Zutaten

Gericht | Zutaten

	Montag

	Dienstag

	Mittwoch

	Donnerstag

	Freitag

	Samstag

	Sonntag

<table>
<tr><td>

Gericht

</td><td>

Zutaten

</td></tr>
</table>

Montag

Dienstag

Mittwoch

Donnerstag

Freitag

Samstag

Sonntag

Gericht

Montag

Dienstag

Mittwoch

Donnerstag

Freitag

Samstag

Sonntag

Zutaten

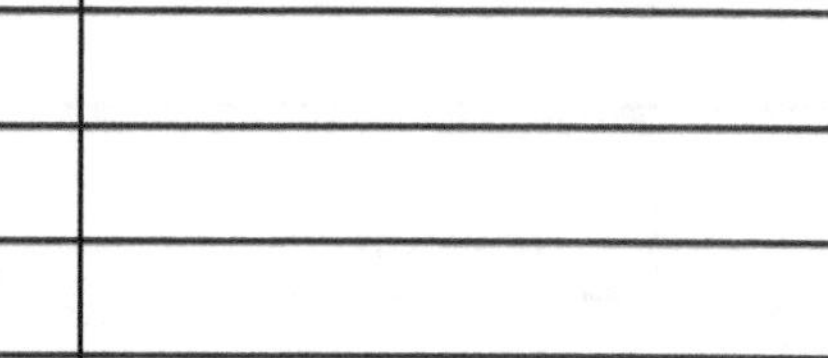

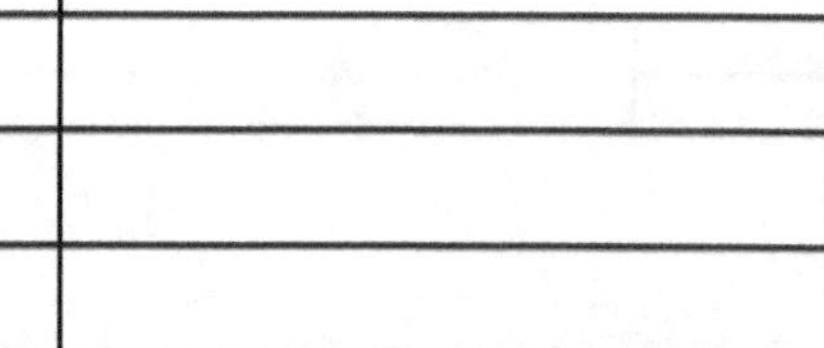

Gericht   Zutaten

Montag

Dienstag

Mittwoch

Donnerstag

Freitag

Samstag

Sonntag

<table>
<tr><td>Gericht</td><td>Zutaten</td></tr>
</table>

Gericht		Zutaten
Montag		
Dienstag		
Mittwoch		
Donnerstag		
Freitag		
Samstag		
Sonntag		

Gericht

Zutaten

Montag

Dienstag

Mittwoch

Donnerstag

Freitag

Samstag

Sonntag

Gericht

Montag

Dienstag

Mittwoch

Donnerstag

Freitag

Samstag

Sonntag

Zutaten

Gericht

| Montag |

| Dienstag |

| Mittwoch |

| Donnerstag |

| Freitag |

| Samstag |

| Sonntag |

Zutaten

Gericht   Zutaten

Montag

Dienstag

Mittwoch

Donnerstag

Freitag

Samstag

Sonntag

Gericht

Montag

Dienstag

Mittwoch

Donnerstag

Freitag

Samstag

Sonntag

Zutaten

Gericht

Zutaten

Montag

Dienstag

Mittwoch

Donnerstag

Freitag

Samstag

Sonntag

Gericht | Zutaten

Montag

Dienstag

Mittwoch

Donnerstag

Freitag

Samstag

Sonntag

Gericht   Zutaten

Montag

Dienstag

Mittwoch

Donnerstag

Freitag

Samstag

Sonntag

Gericht

Montag

Dienstag

Mittwoch

Donnerstag

Freitag

Samstag

Sonntag

Zutaten

Gericht

Zutaten

Montag

Dienstag

Mittwoch

Donnerstag

Freitag

Samstag

Sonntag

<table>
<tr><td>Gericht</td><td>Zutaten</td></tr>
</table>

Gericht

- Montag
- Dienstag
- Mittwoch
- Donnerstag
- Freitag
- Samstag
- Sonntag

Zutaten

Gericht

Zutaten

Montag

Dienstag

Mittwoch

Donnerstag

Freitag

Samstag

Sonntag

Gericht

Zutaten

Montag

Dienstag

Mittwoch

Donnerstag

Freitag

Samstag

Sonntag

Gericht

Zutaten

Montag

Dienstag

Mittwoch

Donnerstag

Freitag

Samstag

Sonntag

<table>
<tr><td>Gericht</td><td>Zutaten</td></tr>
</table>

Gericht

Montag

Dienstag

Mittwoch

Donnerstag

Freitag

Samstag

Sonntag

Zutaten

Gericht

Zutaten

Montag

Dienstag

Mittwoch

Donnerstag

Freitag

Samstag

Sonntag

Gericht

Zutaten

Montag

Dienstag

Mittwoch

Donnerstag

Freitag

Samstag

Sonntag

Gericht

Zutaten

Montag

Dienstag

Mittwoch

Donnerstag

Freitag

Samstag

Sonntag

Gericht

| Zutaten |

Montag

Dienstag

Mittwoch

Donnerstag

Freitag

Samstag

Sonntag

Gericht | Zutaten

Montag

Dienstag

Mittwoch

Donnerstag

Freitag

Samstag

Sonntag

Gericht

Montag

Dienstag

Mittwoch

Donnerstag

Freitag

Samstag

Sonntag

Zutaten

Gericht | Zutaten

Montag

Dienstag

Mittwoch

Donnerstag

Freitag

Samstag

Sonntag

Gericht

Montag

Dienstag

Mittwoch

Donnerstag

Freitag

Samstag

Sonntag

Zutaten

Gericht

Zutaten

- Montag
- Dienstag
- Mittwoch
- Donnerstag
- Freitag
- Samstag
- Sonntag

Gericht

Zutaten

Montag

Dienstag

Mittwoch

Donnerstag

Freitag

Samstag

Sonntag

Gericht

Zutaten

Montag

Dienstag

Mittwoch

Donnerstag

Freitag

Samstag

Sonntag

Gericht

Zutaten

Montag

Dienstag

Mittwoch

Donnerstag

Freitag

Samstag

Sonntag

Gericht

Montag

Dienstag

Mittwoch

Donnerstag

Freitag

Samstag

Sonntag

Zutaten

Gericht

Montag

Dienstag

Mittwoch

Donnerstag

Freitag

Samstag

Sonntag

Zutaten

Gericht

Zutaten

Montag

Dienstag

Mittwoch

Donnerstag

Freitag

Samstag

Sonntag

Gericht

Montag

Dienstag

Mittwoch

Donnerstag

Freitag

Samstag

Sonntag

Zutaten

Gericht

Zutaten

Montag

Dienstag

Mittwoch

Donnerstag

Freitag

Samstag

Sonntag

Gericht

Montag

Dienstag

Mittwoch

Donnerstag

Freitag

Samstag

Sonntag

Zutaten

Gericht

Montag

Dienstag

Mittwoch

Donnerstag

Freitag

Samstag

Sonntag

Zutaten

Gericht

Montag

Dienstag

Mittwoch

Donnerstag

Freitag

Samstag

Sonntag

Zutaten

Gericht

Zutaten

Montag

Dienstag

Mittwoch

Donnerstag

Freitag

Samstag

Sonntag

Gericht

Zutaten

Montag

Dienstag

Mittwoch

Donnerstag

Freitag

Samstag

Sonntag

Gericht   Zutaten

Montag

Dienstag

Mittwoch

Donnerstag

Freitag

Samstag

Sonntag

Gericht

Montag

Dienstag

Mittwoch

Donnerstag

Freitag

Samstag

Sonntag

Zutaten

Gericht

Montag

Dienstag

Mittwoch

Donnerstag

Freitag

Samstag

Sonntag

Zutaten

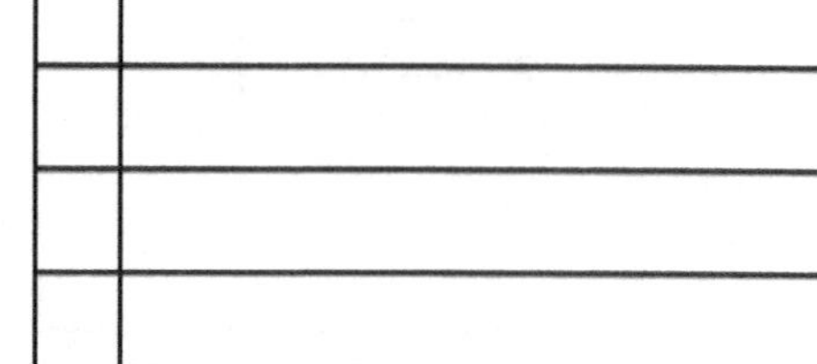

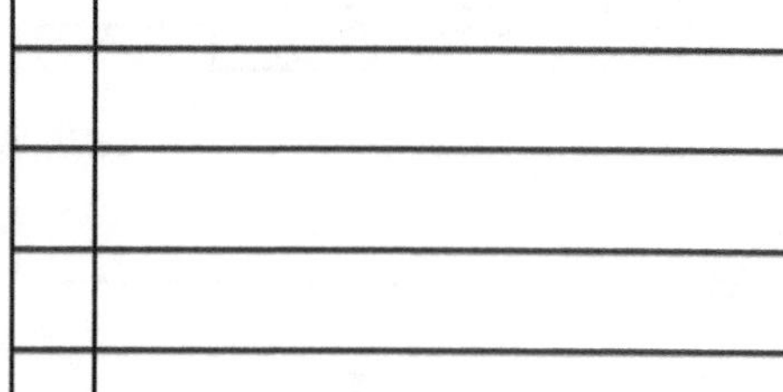

Gericht

Zutaten

Montag

Dienstag

Mittwoch

Donnerstag

Freitag

Samstag

Sonntag

Gericht

Zutaten

Montag

Dienstag

Mittwoch

Donnerstag

Freitag

Samstag

Sonntag

Gericht

Zutaten

Montag

Dienstag

Mittwoch

Donnerstag

Freitag

Samstag

Sonntag

Gericht
Zutaten
Montag
Dienstag
Mittwoch
Donnerstag
Freitag
Samstag
Sonntag

Gericht

Zutaten

Montag

Dienstag

Mittwoch

Donnerstag

Freitag

Samstag

Sonntag

Gericht

Zutaten

Montag

Dienstag

Mittwoch

Donnerstag

Freitag

Samstag

Sonntag

Gericht

Zutaten

Montag

Dienstag

Mittwoch

Donnerstag

Freitag

Samstag

Sonntag

Gericht

Zutaten

Montag

Dienstag

Mittwoch

Donnerstag

Freitag

Samstag

Sonntag

Gericht

Montag

Dienstag

Mittwoch

Donnerstag

Freitag

Samstag

Sonntag

Zutaten

<table>
<tr><td>

Gericht

</td><td>

Zutaten

</td></tr>
</table>

Montag

Dienstag

Mittwoch

Donnerstag

Freitag

Samstag

Sonntag

Gericht   Zutaten

Montag

Dienstag

Mittwoch

Donnerstag

Freitag

Samstag

Sonntag

Gericht

Montag

Dienstag

Mittwoch

Donnerstag

Freitag

Samstag

Sonntag

Zutaten

Gericht

Zutaten

Montag

Dienstag

Mittwoch

Donnerstag

Freitag

Samstag

Sonntag

IMPRESSUM

©2019 BY WEIßHIRSCH

MICHAEL SEIDOU
WEIßHIRSCH
FICHTELBACHSTRAßE18D
86153 AUGSBURG

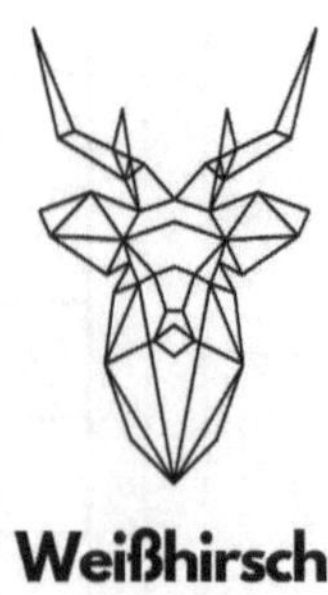